FACEBUILDING

VORWORT

Ob in der Sprechstunde, bei der Visite, auf dem Klinik-Gang oder sogar abends am Telefon: Es vergeht kein Tag, an dem mich nicht zahllose Patientinnen und zunehmend auch Patienten nach einem Patent-Rezept gegen Falten und alternde Haut fragen. Wohlgemerkt: Ein Patent-Rezept ohne Skalpell und Kollagen-Spritze. Wozu bin ich schließlich Gesichts-Chirurg? Da gibt`s doch sicher was zur Vorbeugung, oder?

Bislang erschöpfte sich mein nichtchirurgisches Patent-Rezept in allgemein gehaltenen Ratschlägen wie ausreichend Schlaf, richtige Ernährung, gesunde Lebensweise und ein bißchen Kosmetik. Böse Zungen würden das als Hilflosigkeit bezeichnen. Denn gegen den natürlichen Alterungsprozeß gibt es einfach kein Patent-Rezept. Oder etwa doch?

Ich bekam dieses Buch in die Hände. Blätterte es durch. Erst gelangweilt. Dann immer aufmerksamer. Ansprechende Fotos. Interessante Anatomie-Zeichnungen. Das ist doch mein Fachgebiet?

Graphisch gut gemacht. Viel Optik, wenig Text. Der Stil der Zeit. Links der Muskel, rechts die Übung. Links die Anatomie, rechts der Effekt.

Da war es, das Patent-Rezept. Daß da keiner früher drauf kam! „Facebuilding" nennt es der Autor. Konzentriert sich dabei auf die 21 wichtigsten Gesichtsmuskeln. Raffiniert. Sie sind es, die unsere ganze Mimik, unseren Gesichtsausdruck bestimmen. Und sie wird nicht regelmäßig benutzt, bewegt und trainiert, verliert an Kraft, Spannung und Elastizität. In diesem Fall im Gesicht. Es wird älter, bekommt Falten. Weil die Muskeln mit der Haut so eng verbunden sind.

Facebuilding ist ein Begriff, den bisher weder Duden noch gängige Nachschlagewerke und Lexika nennen. Doch er ist logisch. Wie ein Bodybuilder seinen muskulösen Körper trainiert, so trainiert der Facebuilder sein Gesicht. Es bleibt jugendlich, elastisch und frisch. Der Aufwand: Fünf bis zehn Minuten pro Tag. Zu Haus, im Büro, im Auto, wo immer Sie wollen.

Prof. Dr. med. Werner L. Mang

Bodenseeklinik
Klinik für plastische und ästhetische Chirurgie

REINHOLD BENZ

FACEBUILDING

DAS TÄGLICHE 5-MINUTEN-PROGRAMM FÜR EIN SCHÖNES UND FALTENFREIES GESICHT

SUNSET VERLAG

© Feb. 1990, Sunset Verlag, 8000 München
Produktion: Verlagsbüro Walter Lachenmann, 8176 Schaftlach
Fotos: Gudrun Hänsel-Geneletti, München
Graphiken: Holzach, München
Reproduktionen: Repro-Center, München
Satz: Typoservice Urban GmbH
Druck und Einband: J. P. Himmer GmbH, Augsburg
Printed in Germany

INHALT

EINFÜHRUNG

Vorwort
Seite 8

Die Stützpfeiler Ihrer Schönheit
Seite 8

Was ist »Facebuilding«?
Seite 9

Die Vorteile des Facebuilding
Seite 10

Wie Sie am besten trainieren
Seite 11

Wieviel Training führt zum Erfolg?
Seite 11

Prinzipielles zu den Hand- und Fingerübungen
Seite 12

DIE ÜBUNGEN

1
Für eine schöne Stirn
Seite 14/15

2
Für eine schöne Augen-Schläfen-Partie
Seite 16/17

3
Für den Nasen-Stirn-Bereich
Seite 18/19

INHALT

4
Für eine schöne untere Augenpartie
Seite 20/21

5
Für ein faltenfreies Oberlid
Seite 22/23

6
Gegen hängende Oberlider
Seite 24/25

7
Wie Sie »Krähenfüße« ausbügeln
Seite 26/27

8
Für einen schönen Nasen-Wangen-Übergang
Seite 28/29

9
Für straffe obere Wangen und optimistische Mundwinkel
Seite 30/31

10
Anheben der Mundwinkel
Seite 32/33

11
Für straffe Wangen
Seite 34/35

12
Für straffe untere Wangen
Seite 36/37

INHALT

13
Für eine geschmeidige, schöne und volle Lippenpartie
Seite 38/39

14
Für schöne volle Lippen
Seite 40/41

15
Für ein wohlgeformtes Kinn
Seite 42/43

16
Für ein wohlgeformtes Kinn
Seite 44/45

17
Für ein wohlgeformtes Kinn
Seite 46/47

18
Für eine straffe Kinn-Hals-Partie
Seite 48/49

19
Wie Sie einem Doppelkinn vorbeugen
Seite 50/51

20
Gegen das Doppelkinn
Seite 52/53

21
Wie Sie einem Doppelkinn vorbeugen
Seite 54/55

EINFÜHRUNG

VORWORT

Vor einigen Jahren sah ich in einer Illustrierten eine Primaballerina abgebildet. Sie hatte einen wunderschönen, jugendlichen, straffen Körper. An diesem Körper war wirklich nichts auszusetzen, er war perfekt.

Ihr Gesicht allerdings stand im krassen Gegensatz zu diesem perfekten Körper, denn es zeigte schon deutliche Altersspuren. Als ich dann las, daß die abgebildete Tänzerin 42 Jahre alt war, wurde mir klar, warum sie nicht mehr das Gesicht einer jungen Frau hatte. Ich war allerdings erstaunt, daß eine 42jährige Frau einen solch schönen, makellosen und jugendlichen Körper haben konnte. Wie war dies möglich?

Es gab nur eine Antwort. Diese Künstlerin hatte ihren Körper ständig trainiert; die Muskeln waren straff und wohlgeformt und die Haut spannte sich elastisch über ihre schönen Konturen. Aber warum sah das Gesicht nicht so jung und straff wie ihr Körper aus?
Die Antwort war leicht zu finden:

Die Primaballerina hatte ihr Gesicht niemals trainiert, immer nur ihren Körper.

Das Bild dieser Primaballerina sollte mir bis heute in Erinnerung bleiben. Immer wieder dachte ich über die Geschichte nach. Konnte man das Gesicht nicht auch trainieren und dadurch die Jugendlichkeit bewahren oder wieder zurückgewinnen?

Mit dem Körper ist dies machbar, das war mir ganz klar. Tänzerinnen und auch Bodybuilder haben das immer wieder unter Beweis gestellt. Warum aber wurde das Gesicht nicht trainiert? Diese Frage sollte mich nicht mehr loslassen.

Auf dem Büchermarkt fand ich etliche Bücher über Bodybuilding, aber kein einziges über das Training der Gesichtsmuskeln. Da mich das Thema nicht mehr losließ, mußte ich eigene Forschung betreiben und in dieses noch unbekannte Thema eindringen. So entwickelte sich in den letzten Jahren eine neue, revolutionäre Methode, die ich »FACE-BUILDING« nannte.

DIE STÜTZPFEILER IHRER SCHÖNHEIT

Es gibt zwei anatomische Stützpfeiler für Ihre Schönheit. Ein Stützpfeiler des Gesichts ist *die Gesichtsmuskulatur*, der andere Stützpfeiler *das elastische Gewebe* der Lederhaut, die unmittelbar unter der Oberhaut liegt.

Die Gesichtsmuskeln sind mit der Gesichtshaut eng verbunden, so daß die Haut den Muskelbewegungen direkt folgt, wodurch der mimische Ausdruck des Gesichtes entsteht. Aber genau dadurch, daß die Gesichts-

EINFÜHRUNG

muskeln mit der Gesichtshaut so eng verbunden sind, wirkt sich der Zustand und die Form der Muskeln so stark auf das Aussehen des Gesichts aus. Wenn dieser Stützpfeiler des Gesichtes an Spannkraft verliert, besteht »akute Einsturzgefahr für die gesamte Gesichtskonstruktion«.

Der zweite Stützpfeiler für die Schönheit, die elastischen Fasern, geben der Haut ihre Elastizität, ihr glattes, faltenfreies und jugendliches Aussehen.

Wenn die elastischen Fasern der Gesichtshaut atrophieren (das heißt, wenn sie sich zurückbilden), verliert die Haut an Spannkraft und Elastizität.

Beim natürlichen Alterungsprozeß ist genau dies der Fall; die Gesichtsmuskulatur und die elastischen Fasern der Haut verlieren an Spannkraft und Volumen (Atrophie). Das Altern baut buchstäblich die Muskelfasern und die elastischen Fasern der Lederhaut ab.

Der Alterungsprozeß des Gesichtes kann durch gezieltes Muskel- und Gewebstraining wesentlich hinausgezögert werden. Das heißt, wenn Sie Ihre Gesichtsmuskulatur sinnvoll trainieren, wird das Gesicht viel langsamer altern und schon vorhandene »Schwachstellen« werden ganz oder teilweise wieder regeneriert und verjüngt.

WAS IST »FACEBUILDING«?

Muskulatur und elastische Fasern nehmen durch Training an Volumen und Spannkraft zu.

Das Facebuilding ist ein gezieltes, systematisches Training der Gesichtsmuskulatur, wobei auf korrekte Ausführung der Übungen genauso viel Wert gelegt wird wie auf das korrekte Einhalten der Trainingslehre. Es ist also sehr wichtig, das Training mit der nötigen Sorgfalt auszuführen.

Es ist nur logisch, daß man den Alterungsprozeß des Gesichtes durch ein sinnvolles und ausgewogenes Training verlangsamen und Degenerationsschäden wieder ganz oder teilweise rückgängig machen kann. Denn dies praktiziert man schon seit langer Zeit und mit viel Erfolg mit dem Körper.

Die Kontraktionsübungen bewirken, daß Gesichtsmuskeln, die schon schlaff wie ausgeleierte Gummibänder sind, wieder ihren gesunden, vollen, straffen und wohlgeformten Zustand zurückgewinnen. Und das Training <u>verhindert</u> erst recht, daß die noch straffe Gesichtsmuskulatur erst in einen solch bedauernswerten Zustand kommt.

Die Gesichtshaut, die über der Gesichtsmuskulatur liegt, wird durch die Übungen maßvoll, ihrer natürlichen Bewegungsmöglichkeit entsprechend, gedehnt.

EINFÜHRUNG

Dieser physiologische, sanfte Dehnreiz bewirkt, daß sich das für die Hautelastizität so wichtige Kollagen und Elastin der Lederhaut verstärkt und erneuert.

Die Alltagsmimik reicht bei weitem nicht aus, die elastischen Fasern des Gitternetzes in ihrer ursprünglichen jugendlichen festen und elastischen Form zu halten. Es bringt also keine Vorteile für die Schönheit, wenn das Gesicht so wenig wie möglich bewegt wird, sondern das Gegenteil ist der Fall. Bei gewohnheitsmäßigem unbewegten Gesicht atrophieren Muskulatur und elastische Fasern sehr schnell und die Folgen sind schlaffe Gesichtszüge, Falten und welke Haut.

Täglich nur 5 bis 10 Minuten intensives Facebuilding wirkt dagegen fast schon wie ein Wunder. Nach 2 bis 3 Monaten wird man Sie wegen Ihrer wiedergewonnenen jugendlichen, schönen, reinen, straffen Haut und Ihrer wohlgeformten Konturen bewundern.

Es ist nur selbstverständlich, daß das Facebuilding auch als vorbeugende Maßnahme gegen Alterserscheinungen genutzt werden kann. Mit dem Facebuilding können Sie die Zeit leicht um 10 bis 15 Jahre zurückschrauben.

Ein weiterer Vorteil des Facebuilding ist die Mehrdurchblutung. Durch das Facebuilding wird die Durchblutung des Gesichts stark angeregt, dadurch kommen mehr Sauerstoff und Nährstoffe zu den Zellen der Haut. Gleichfalls günstig beeinflußt wird die Entschlackung des Gewebes. Die so wichtige Fähigkeit des Gewebes, Feuchtigkeit zu binden, wird durch das Facebuilding ebenso gesteigert.

Gute Sauerstoffversorgung und gute Ernährung der Haut von innen mit gleichzeitiger Entschlackung des Gewebes, garantiert Ihnen eine reine, feinporige und gesunde Haut.

Darüber hinaus sollten Sie nicht vergessen, Ihr Gesicht mit einer guten Pflegeserie zu verwöhnen, denn die Pflege von außen ist genau so wichtig wie die Pflege von innen.

DIE VORTEILE DES FACEBUILDING

- Schlaffe Gesichtszüge werden »geliftet«. Dadurch bekommen Sie wieder straffe und jugendliche Gesichtszüge.

- Die Elastizität der Haut verbessert sich. Dadurch spannt sie sich wieder straff und fest über Ihr Gesicht, und die so gefürchteten Falten und Fältchen werden geglättet.

- Ernährung, Entschlackung und Feuchtigkeitsaufnahme der Haut werden gesteigert. Dadurch wird sie wieder voll, feinporig, rosig, gesund und glatt.

Dies sind Vorteile, die mit Sicherheit keine Frau missen möchte.

EINFÜHRUNG

WIE SIE AM BESTEN TRAINIEREN

Bevor Sie mit dem Facebuilding beginnen, sollten Sie wissen, welche Partien Ihres Gesichtes das Training besonders nötig haben. Stellen Sie anhand des Buches fest, welche Übungen für Ihre Problemzonen die richtigen sind. Sie sollten nicht mehr als 5 bis 6 Übungen wählen.

Es wird Frauen geben, die sagen, sie hätten alle Übungen nötig. Diesen Frauen kann ich nur den Rat geben, zuerst die Partien des Gesichts zu trainieren, die es am nötigsten haben. Denn wenn Sie alle Übungen hintereinander üben, beansprucht dies viel Zeit. Wenn Sie diese Zeit haben, dann spricht allerdings nichts dagegen, alle Übungen hintereinander zu machen.

Stellen oder setzen Sie sich zum Üben vor einen Spiegel. Machen Sie sich anhand der Übungsbeschreibung und der Muskelabbildungen klar, welcher Muskel bei der Übung trainiert wird und in welche Richtung der Muskelzug erfolgt. Führen Sie die Übung so exakt wie möglich aus. Stellen Sie sich den Muskelzug bildlich vor. Es kann eine Hilfe für Sie sein, wenn Sie einen Finger auf den zu übenden Muskel legen und dabei fühlen, in welche Richtung der Muskelzug verläuft und wie sich ein trainierender Muskel anfühlt.

<u>Jede Übung soll mit aller Kraft, die im Muskel steckt, durchgeführt werden. Diese Maximalanspannung sollte unbedingt 6 Sekunden gehalten werden.</u>

Bei schlaffer, schwacher Muskulatur wird die Maximalkraft am Anfang eher schwach sein. Die Kraft (Maximalkraft) wird sich durch das Facebuilding von Woche zu Woche steigern.

WIEVIEL TRAINING FÜHRT ZUM ERFOLG?

Die Übungen müssen regelmäßig 5mal die Woche geübt werden, wenn sich der gewünschte Erfolg einstellen soll. Jede Übung sollte mit 5 Wiederholungen begonnen werden. Die Wiederholungen werden dann 14tägig um weitere 5 Wiederholungen gesteigert, bis Sie 20 Wiederholungen pro Übung erreicht haben.

Für die Übende sind 20 Wiederholungen, mit der Maximalkraft ausgeführt und zwischen den einzelnen Wiederholungen nur ca. 1 Sekunde Pause, das effektivste Training. Auch braucht zwischen den verschiedenen Übungen keine Pause eingelegt werden. Für das optimale Training benötigen Sie 5 bis 10 Minuten.

Sichtbare Erfolge werden sich schon nach ungefähr 2 bis 3 Monaten einstellen. Man sollte also nicht schon nach 14 Tagen Wunder erwarten. Denkt man an das Körpertraining,

EINFÜHRUNG

wird klar, daß auch beim Gesicht die Regeneration und ein Aufbau der Muskulatur etwas Zeit brauchen.

Wenn Sie mit dem Erreichten zufrieden sind, sollten Sie nicht mit dem Training aufhören. Um das Ergebnis, das Sie erreicht haben, zu halten, empfehle ich Ihnen, 2 bis 3mal pro Woche zu üben.

PRINZIPIELLES ZU DEN HAND- UND FINGERHALTUNGEN

Durch einfaches Auflegen der Finger auf die im Übungstext beschriebenen Stellen werden die Mimikfalten, die sonst während des Übens auftreten, vermieden. Es soll nur ein sanftes Auflegen des Fingers auf die Haut sein. Auf keinen Fall darf die Haut gedehnt oder gezerrt werden.

Wenn bei Übungen, bei denen keine Fingerhaltung angegeben wurde, während des Übens doch Mimikfalten entstehen sollten, so legen Sie einen Finger auf die Falte. Durch diesen einfachen Trick werden die Mimikfalten während der Übungen vermieden.

DIE ÜBUNGEN

DER MUSKEL

1

MUSCULUS FRONTALIS

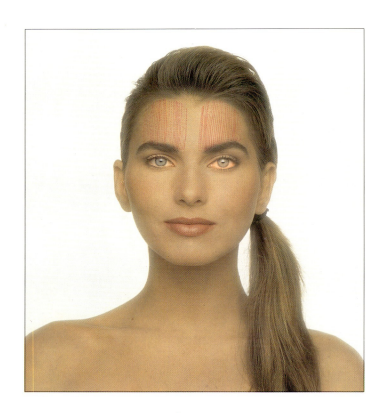
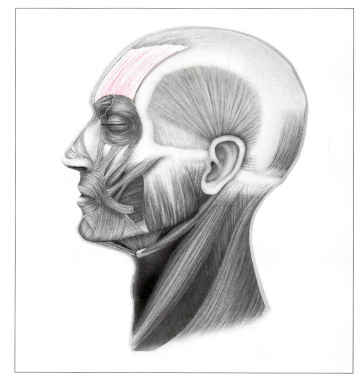

URSPRUNG
In der Haut der Augenbraue

ANSATZ
An der Schädelhaut in Höhe der vorderen Haargrenze

FUNKTION
Der Musculus frontalis hebt die Augenbraue und zieht die Kopfhaut nach vorne. Dabei legt sich die Stirn in Falten.

DIE ÜBUNG

1

FÜR EINE SCHÖNE STIRN

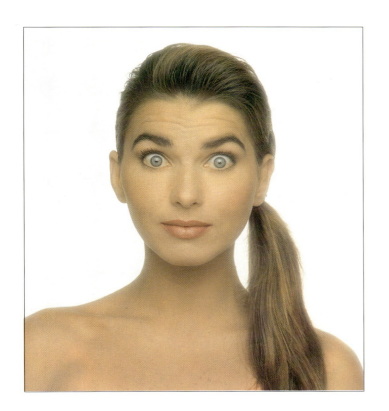
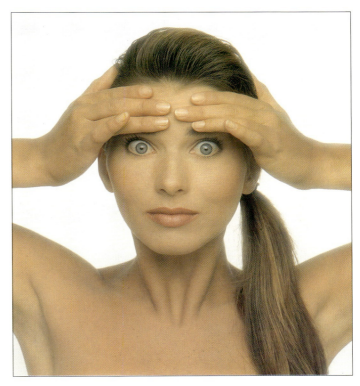

Das linke Bild zeigt die Stirnmuskel-Übung ohne Fingertechnik. Um die Faltenbildung zu vermeiden, legen Sie bitte die Finger wie rechts abgebildet auf die Stirn, so daß die Ringfinger auf dem Augenbrauenwulst liegen. Versuchen Sie nun gegen Widerstand der Finger die Augenbrauen zu heben und die Kopfhaut nach vorne zu schieben.

DER MUSKEL 2

MUSCULUS TEMPORALIS

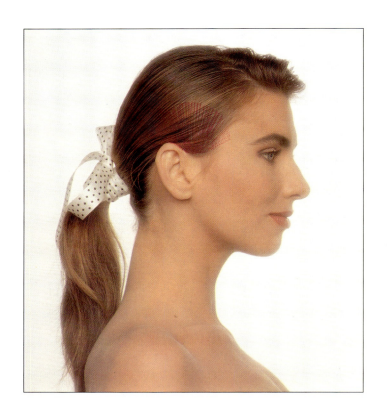
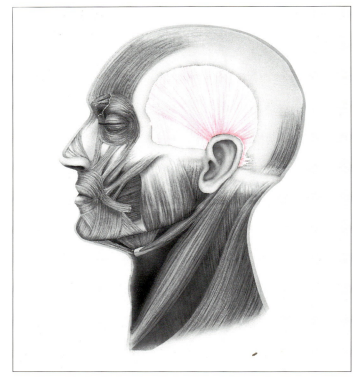

URSPRUNG
Etwas oberhalb des Ohres

ANSATZ
Schläfenbereich

FUNKTION
Schließt den Kiefer und zieht den vorgeschobenen
Kiefer zurück (Kauhilfsmuskel)

DIE ÜBUNG

2

FÜR EINE SCHÖNE AUGEN-SCHLÄFEN-PARTIE

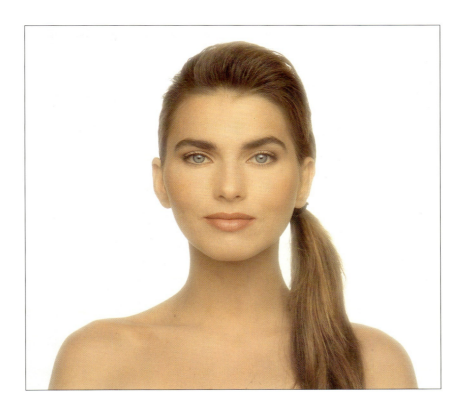

Ziehen Sie die Kopfhaut zurück. Konzentrieren Sie sich beim Zurückziehen auf die Schläfenpartie! Diese Übung kräftigt primär den Musculus occipitalis, der Musculus temporalis wird aber automatisch mittrainiert. Wenn die Übung gut gemacht wird, bewegen sich die Ohren bei der Anspannung der Muskeln nach hinten. Diese Muskelbewegung ist auf der Abbildung nicht sichtbar.

Wenn Sie die Ohrbewegung erreicht haben, konzentrieren Sie sich nur noch auf die Schläfenpartie und die Ohren, dann wird vor allem der Musculus temporalis trainiert. Die Temporalis-Übung ist eine der wichtigsten Übungen, denn sie hilft das ganze obere Gesicht zu straffen. Wenn der Musculus temporalis kräftig ist, verschwinden die unschönen Krähenfüße.

DER MUSKEL

3

MUSCULUS CORRUGATOR GLABELLAE

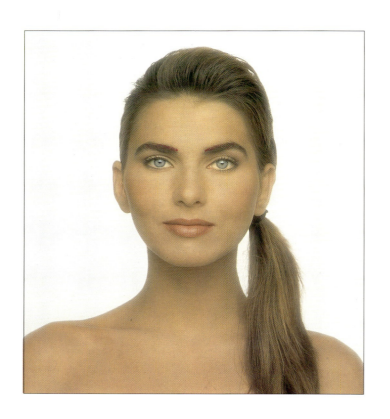
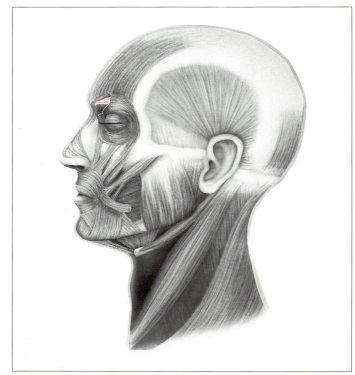

URSPRUNG
Nasenteil des Stirnbeins

ANSATZ
Am mittleren Teil der Augenbrauenhaut

FUNKTION
Zieht die Haut zwischen den Augenbrauen
zusammen. Dabei entstehen senkrechte Falten
über der Nasenwurzel.

DIE ÜBUNG

3

FÜR DEN NASEN-STIRN-BEREICH

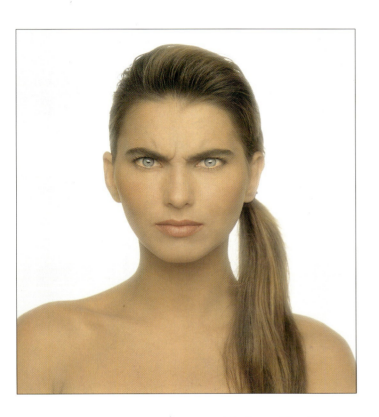
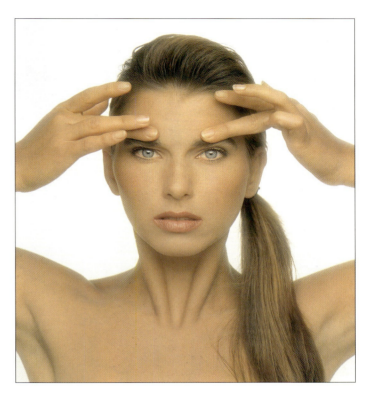

Ziehen Sie die Augenbrauen zur Nase hin kräftig zusammen. Verhindern Sie mit leichtem Druck der Zeigefinger, die links und rechts über die Augenbrauen gelegt werden, daß sich Falten bilden.

DER MUSKEL

4

MUSCULUS ORBICULARIS OCCULI

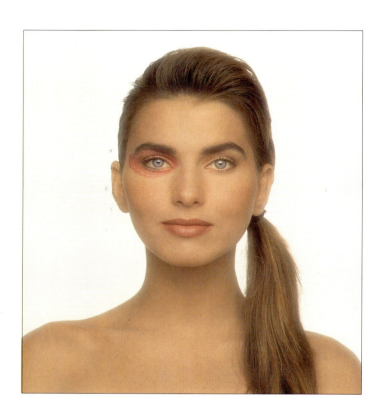
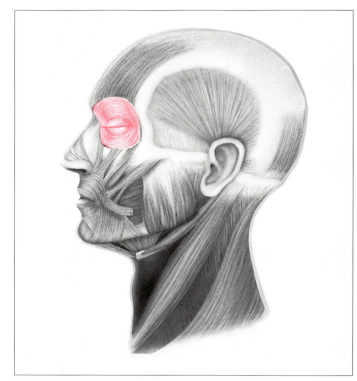

URSPRUNG
Stirnbein und Stirnfortsatz des Oberkieferknochens und vom inneren Lidbändchen

ANSATZ
Das Muskelbündel umkreist in konzentrischen Bögen das Lid und den Orbitalrand (Augenhöhle)

FUNKTION
Der Muskel schließt das Auge und zieht die Augenbraue abwärts. Auch zieht er die Haut um das Auge zur Mitte zu, dadurch entstehen an der äußeren Seite der Augenhöhle die »Krähenfüße«.

DIE ÜBUNG

4

FÜR EINE SCHÖNE UNTERE AUGENPARTIE

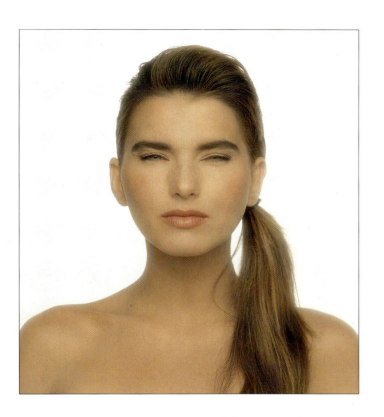
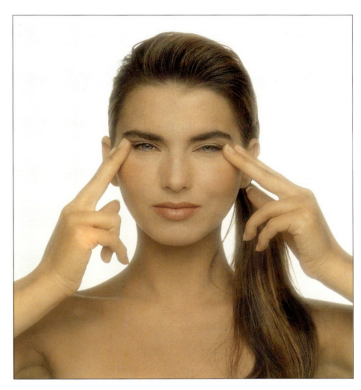

Halten Sie die Augen geöffnet. Ziehen Sie das Unterlid nach oben (Bild links). Die Haut unterhalb und seitlich des Auges zieht sich nach oben und zur Nase hin. (Als wenn Sie in die Sonne schauen würden). Legen Sie zur Vermeidung von Fältchen die Finger auf die Haut (Bild rechts).

DER MUSKEL
5

MUSCULUS ORBICULARIS OCCULI PARS PALPEBRAL

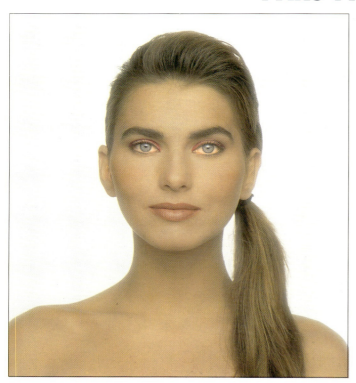
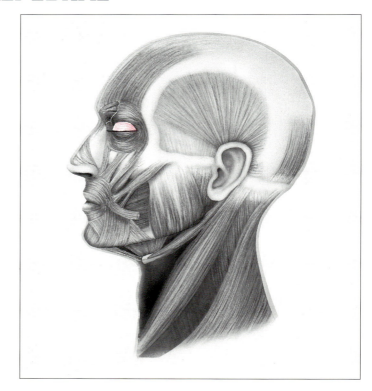

URSPRUNG
Inneres Lidbändchen

ANSATZ
Äußere Augenlidnaht

FUNKTION
Fester Lidschluß

DIE ÜBUNG

5

FÜR EIN FALTENFREIES OBERLID

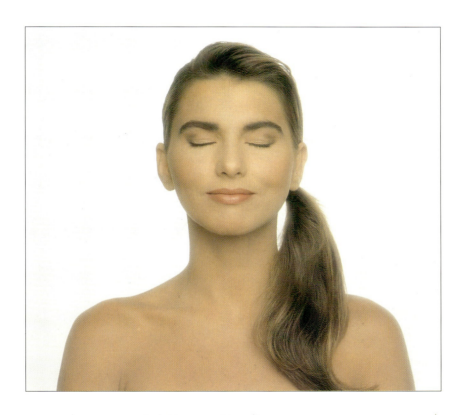

Schließen Sie die Augen,
pressen Sie das Oberlid fest auf das Unterlid.

DER MUSKEL

6

MUSCULUS LEVATOR PALPEBRAE SUPERIORIS

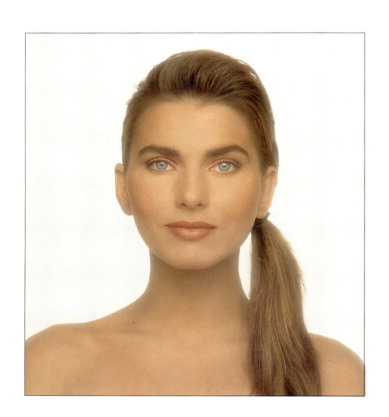
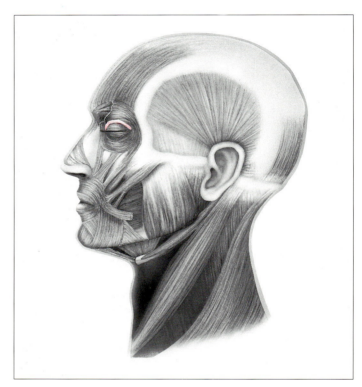

URSPRUNG
Oberer Orbitalrand

ANSATZ
Oberes Augenlid

FUNKTION
Das obere Augenlid wird vollständig gehoben

DIE ÜBUNG
6

GEGEN HÄNGENDE OBERLIDER

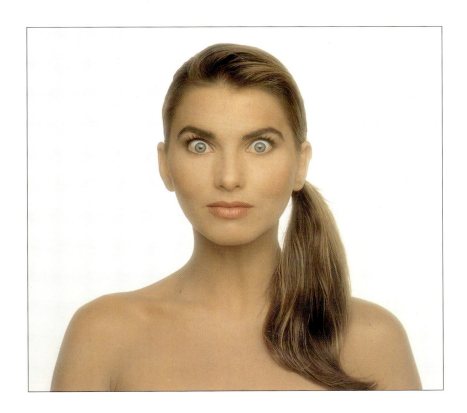

Ziehen Sie das Oberlid so weit wie
möglich nach oben. Dabei öffnen sich die Augen ganz.
Achten Sie darauf, daß das Oberlid vollständig gehoben
wird, und zwar so weit, daß das Weiße über der
Iris sichtbar wird.

DER MUSKEL

7

MUSCULUS ORBICULARIS OCCULI

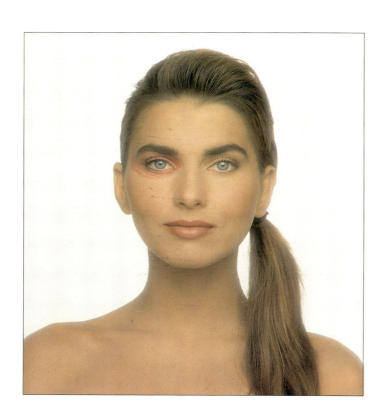
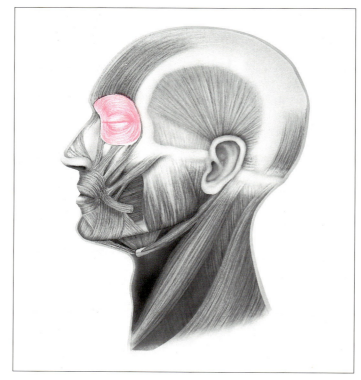

URSPRUNG
Stirnbein und Stirnfortsatz des Oberkieferknochens und vom inneren Lidbändchen

ANSATZ
Das Muskelbündel umkreist in konzentrischen Bögen das Lid und den Orbitalrand (Augenhöhle)

FUNKTION
Der Muskel schließt das Auge und zieht die Augenbraue abwärts. Auch zieht er die Haut um das Auge zur Mitte zu, dadurch entstehen an der äußeren Seite der Augenhöhle die »Krähenfüße«.

DIE ÜBUNG
7
WIE SIE »KRÄHENFÜSSE« AUSBÜGELN

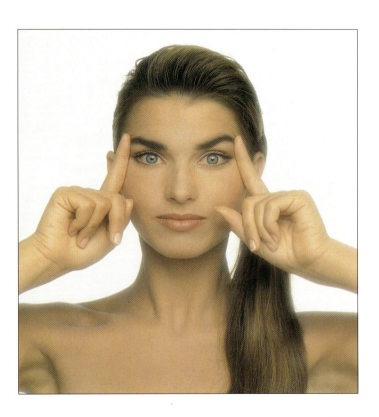 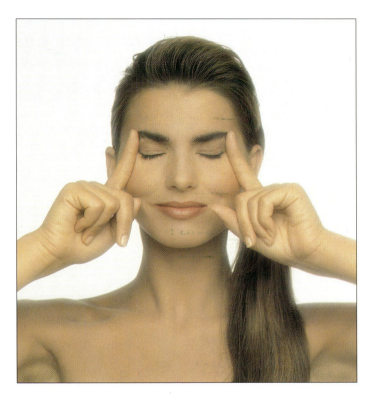

Legen Sie Ihre Mittelfinger an den
äußeren Rand der Augenhöhle und schließen Sie die
Augen. Die Finger werden automatisch durch
das Schließen der Augen zur Mitte hin bewegt. Mit dem
Finger soll der Muskelbewegung kein
Widerstand geleistet werden.

DER MUSKEL

8

MUSCULUS LEVATOR LABII SUPERIORIS

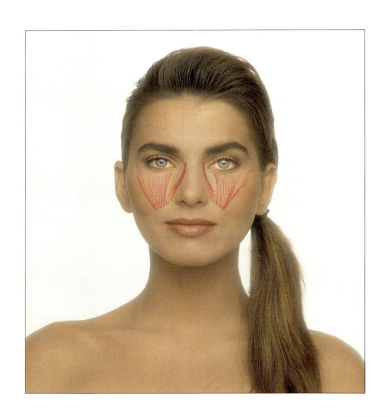 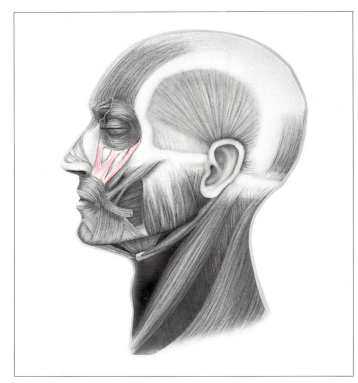

URSPRUNG
Innerer unterer Rand der Augenhöhle

ANSATZ
In der Haut der Nasenlippenfurche

FUNKTION
Hebt die Oberlippe

DIE ÜBUNG

8

FÜR EINEN SCHÖNEN NASEN-WANGEN-ÜBERGANG

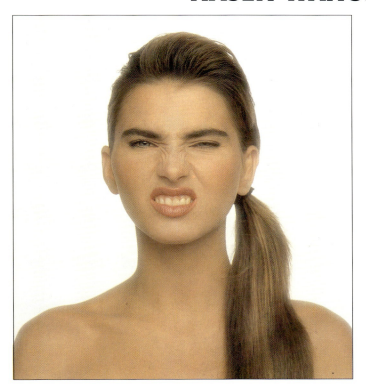
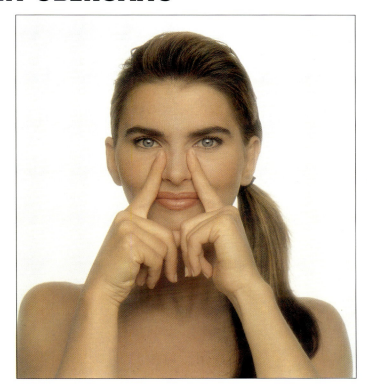

Blähen Sie die Nasenflügel und rümpfen Sie dabei die Nase. Um eine Faltenbildung zu verhindern, legen Sie die Zeigefinger mit der Außenseite oder die Ringfinger neben die Nase im Verlauf des Muskels und verhindern Sie mit Druck der Finger die Faltenbildung. Die Muskelbewegung wird durch den Druck der Finger verhindert, es entsteht eine isometrische Spannungsübung.

DER MUSKEL

9

MUSCULUS ZYGOMATICUS MAYOR

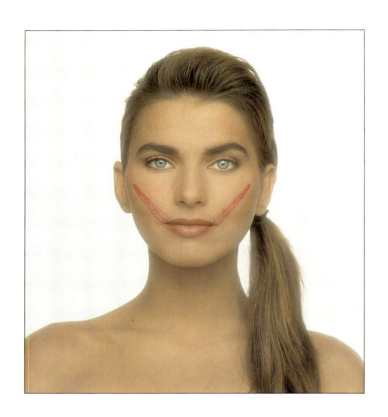
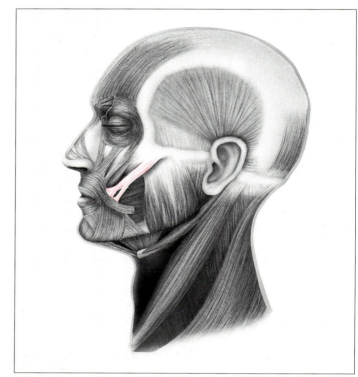

URSPRUNG
Wangenseite des Jochbeins

ANSATZ
In der Haut des Mundwinkels

FUNKTION
Hebt die Mundwinkel und entblößt die Zähne

DIE ÜBUNG

9

FÜR STRAFFE OBERE WANGEN UND OPTIMISTISCHE MUNDWINKEL

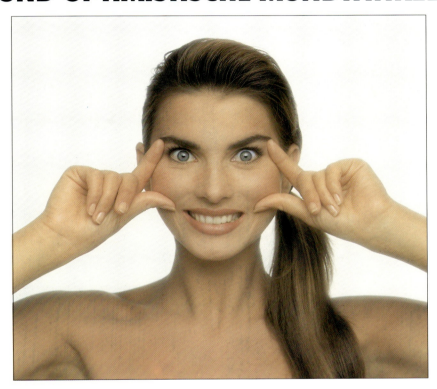

Ziehen Sie die Mundwinkel in Richtung äußeres Jochbein, halten Sie die Spannung ca. 6 Sekunden und lassen Sie wieder los (als wenn Sie herzhaft lachen würden). Zur Vermeidung von Falten und Linien während der Übung legen Sie bitte die Zeigefinger dicht neben die Augenhöhle und fixieren mit den Daumen leicht die Labio-Nasalfalte.

DER MUSKEL

10

MUSCULUS LEVATOR ANGULI ORIS (ODER CANINUS)

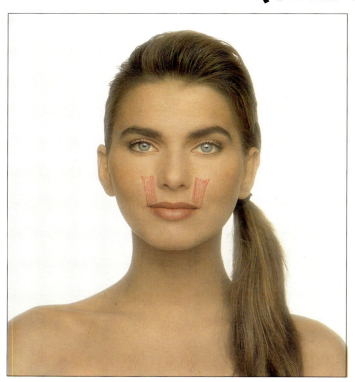
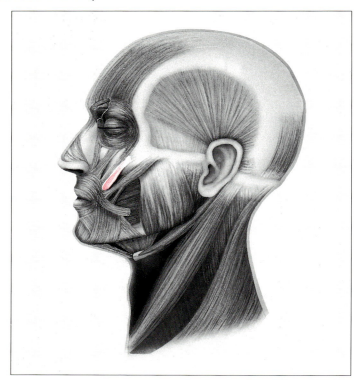

URSPRUNG
Dicht unterhalb des unteren medialen Randes der Augenhöhle

ANSATZ
In der Haut des Mundwinkels

FUNKTION
Hebt die Mundwinkel

DIE ÜBUNG

10

ANHEBEN DER MUNDWINKEL

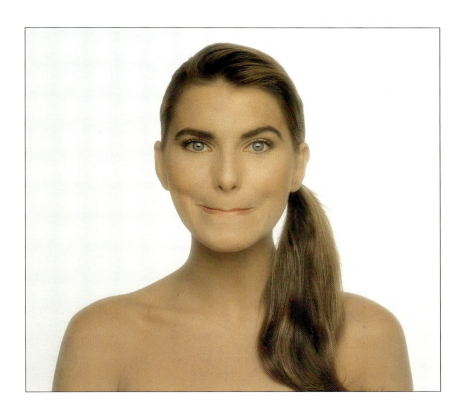

Ziehen Sie die Lippen über die Zähne. Ziehen Sie dann in dieser Position die Mundwinkel nach oben.

DER MUSKEL
11
MUSCULUS RISORIUS

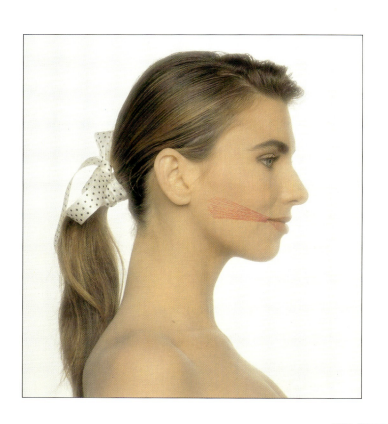
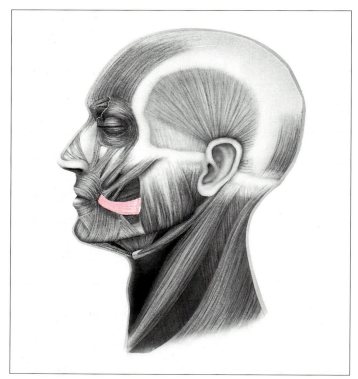

URSPRUNG
In der Faszie des Kaumuskels

ANSATZ
Im Mundwinkel

FUNKTION
Zieht den Mundwinkel seitwärts (wie beim Lächeln)

DIE ÜBUNG
11
FÜR STRAFFE WANGEN

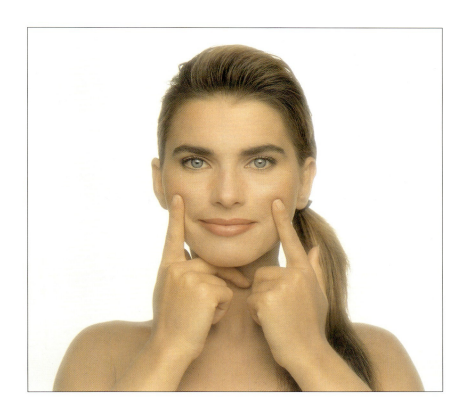

Ziehen Sie die Mundwinkel nach außen. Zur Vermeidung von Falten legen Sie die Zeigefinger neben die Mundwinkel auf die Nasen-Mund-Falte.

DER MUSKEL
12
MUSCULUS BUCCINATOR

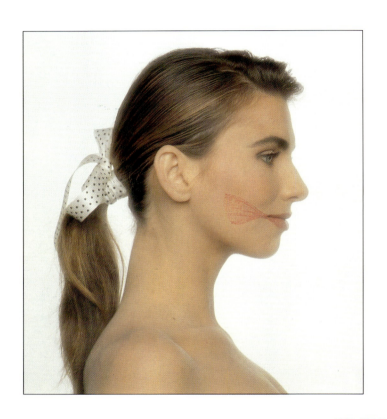
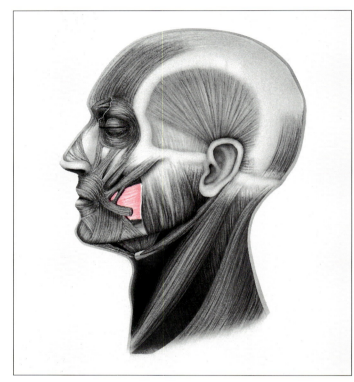

URSPRUNG
An der Innenseite des Unterkiefers

ANSATZ
Im Mundwinkel

FUNKTION
Der Muskel drückt die Wangen gegen die Zähne

DIE ÜBUNG
12
FÜR STRAFFE UNTERE WANGEN

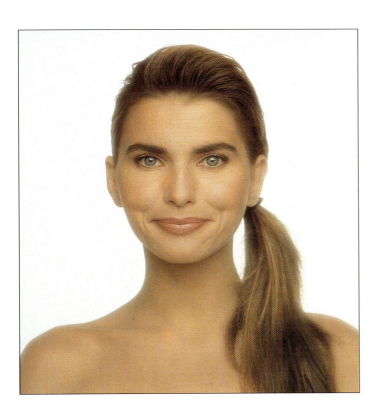
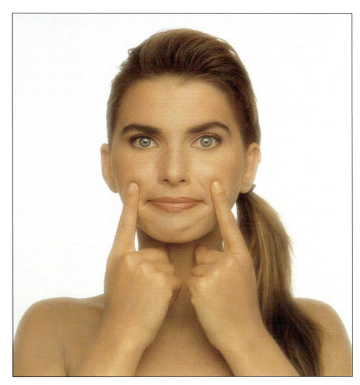

Schließen Sie die Lippen. Pressen Sie die Wangenmuskel an die Zähne. Eventuell auftretende Fältchen an den Mundwinkeln werden mit leichtem Zug der Zeigefinger vermieden.

DER MUSKEL

13

MUSCULUS ORBICULARIS ORIS

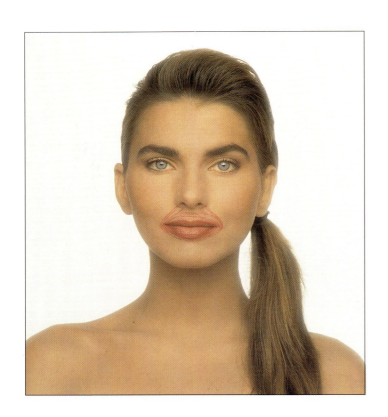
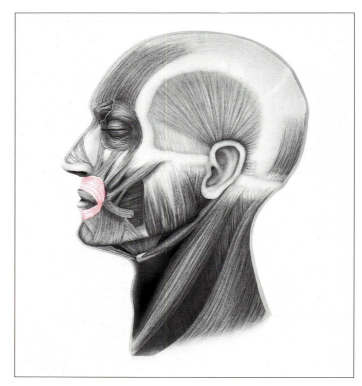

URSPRUNG
Sehnige Grundlage des Mundwinkels

ANSATZ
Sehnige Grundlage des Mundwinkels der Gegenseite

FUNKTION
Der Muskel bildet die Grundlage der Lippen und schließt sie

DIE ÜBUNG
13
FÜR EINE GESCHMEIDIGE, SCHÖNE UND VOLLE LIPPENPARTIE

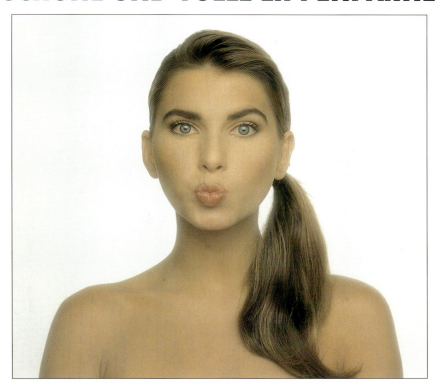

Bringen Sie die Lippen in eine Kußposition, spannen Sie die Lippen fest an (unterstützen Sie die Übung, indem Sie die Nasenflügel zusammenpressen).

DER MUSKEL
14
MUSCULUS ORBICULARIS ORIS

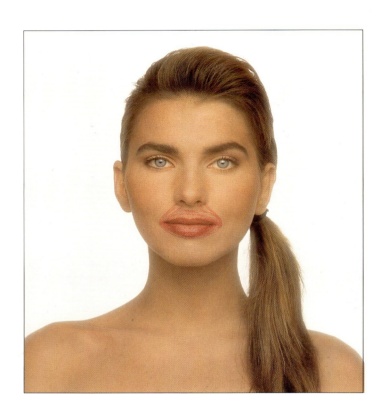
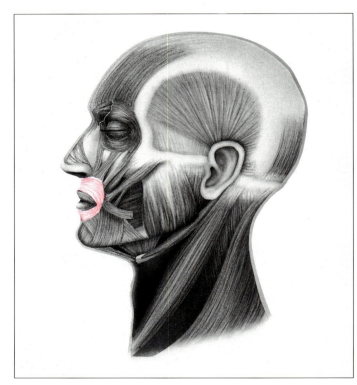

URSPRUNG
Sehnige Grundlage des Mundwinkels

ANSATZ
Sehnige Grundlage des Mundwinkels der Gegenseite

FUNKTION
Der Muskel bildet die Grundlage der Lippen und schließt sie

DIE ÜBUNG
14
FÜR SCHÖNE VOLLE LIPPEN

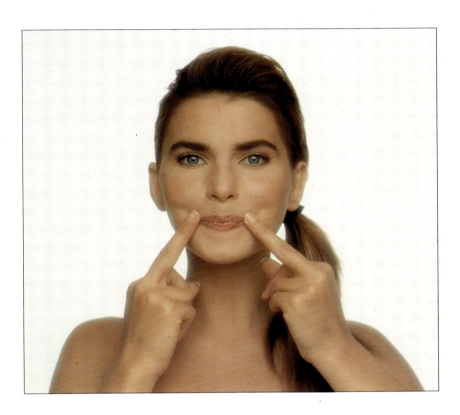

Pressen Sie die Lippen fest zusammen. Falls bei dieser Übung Falten entstehen sollten, fixieren Sie die Falten mit den Zeigefingern durch leichten Zug.

DER MUSKEL 15

MUSCULUS MENTALIS

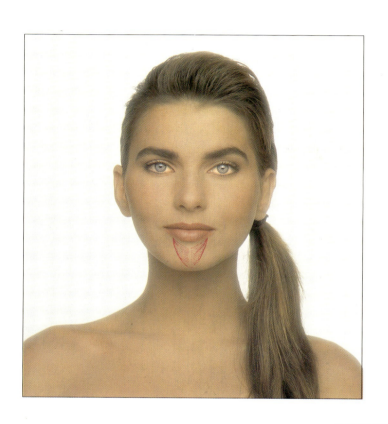 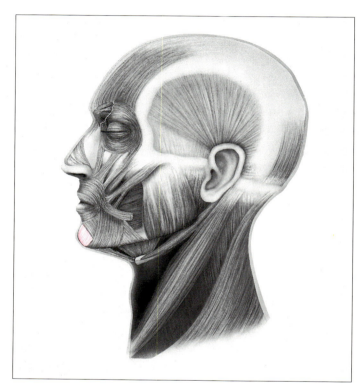

URSPRUNG
Von der Zahnfachausbildung der unteren Eckzähne

ANSATZ
In der Kinnhaut, die über dem Kinnhöcker liegt

FUNKTION
Hebung der Haut und des Gewebes über dem Kinnhöcker

DIE ÜBUNG
15
FÜR EIN WOHLGEFORMTES KINN

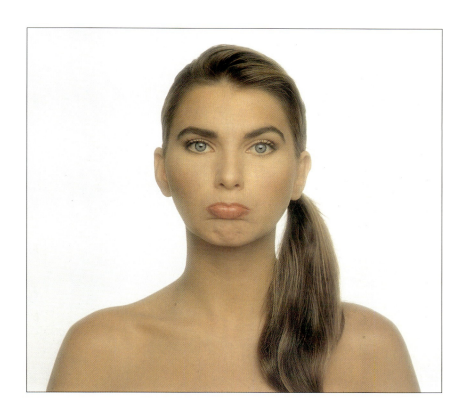

Ziehen Sie die mittlere Kinnpartie nach oben
(schmollen Sie dabei ein wenig).

DER MUSKEL
16
MUSCULUS DEPRESSOR LABII INFERIORIS

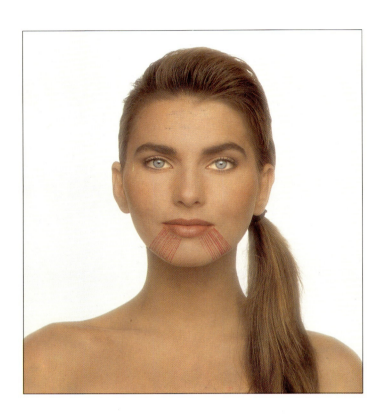 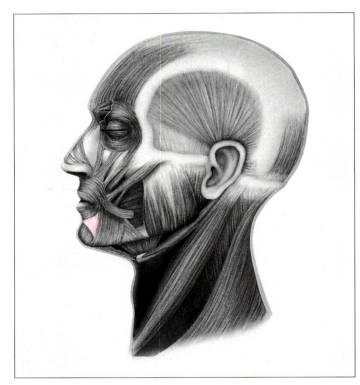

URSPRUNG
Vom vorderen unteren Rand des Unterkieferknochens

ANSATZ
Breit an der Unterlippenhaut

FUNKTION
Zieht die Unterlippe nach unten

DIE ÜBUNG
16
FÜR EIN WOHLGEFORMTES KINN

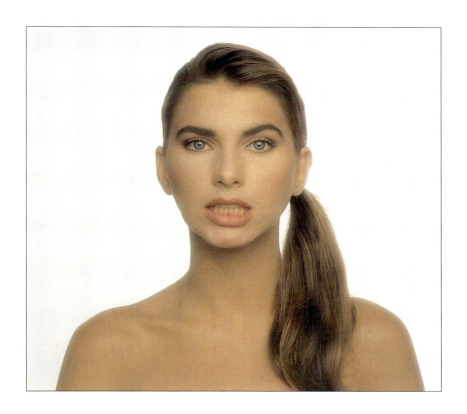

Ziehen Sie die Unterlippe nach unten. Die unteren
Zähne werden dadurch entblößt.
(Nicht die Mundwinkel nach unten ziehen.)

DER MUSKEL
17
MUSCULUS DEPRESSOR ANGULI ORIS

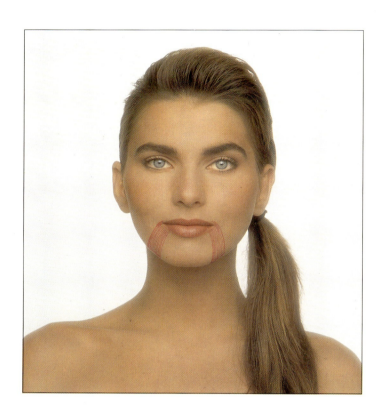
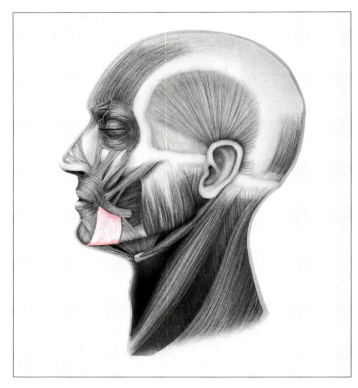

URSPRUNG
Von der Knochenleiste des Unterkieferrandes

ANSATZ
Im Mundwinkel

FUNKTION
Herabziehen der Mundwinkel

DIE ÜBUNG
17

FÜR EIN WOHLGEFORMTES KINN

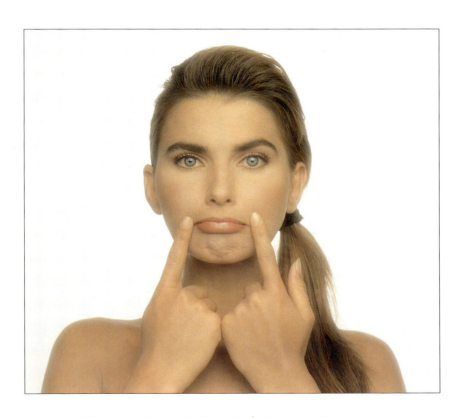

Ziehen Sie die Mundwinkel nach unten.
Legen Sie zur Vermeidung von Falten Zeigefinger und
Daumen etwas lateral der Mundwinkel zur
Fixierung auf die Haut.

DER MUSKEL
18
MUSCULUS PLATYSMA

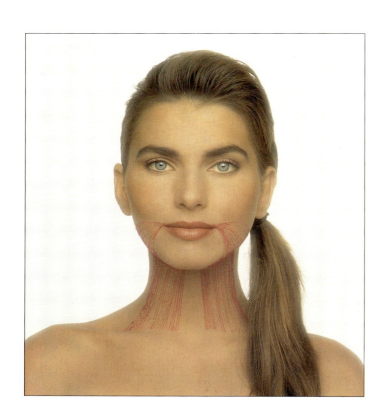
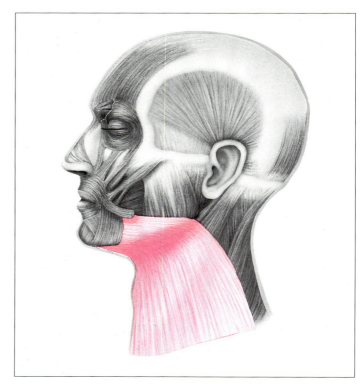

URSPRUNG
Vom Unterkieferwinkel bis zum Mundwinkel

ANSATZ
Bis zur Brustmuskelfaszie

FUNKTION
Spannen der Halshaut

DIE ÜBUNG

18

FÜR EINE STRAFFE KINN-HALS-PARTIE

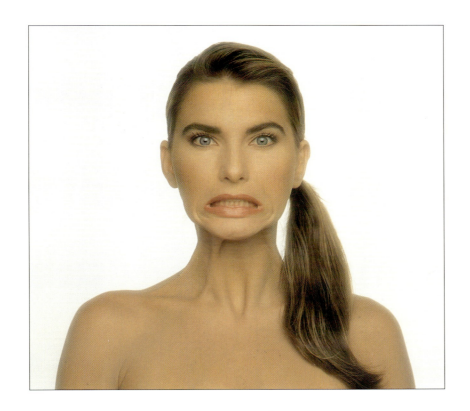

Zum Anspannen des Musculus platysma ist es
hilfreich, die Unterlippe fest nach unten zu ziehen.
Wenn die Übung richtig gemacht wird,
tritt der Halshautmuskel am Hals deutlich hervor.

DER MUSKEL

19

MUSCULUS DIGASTRICUS

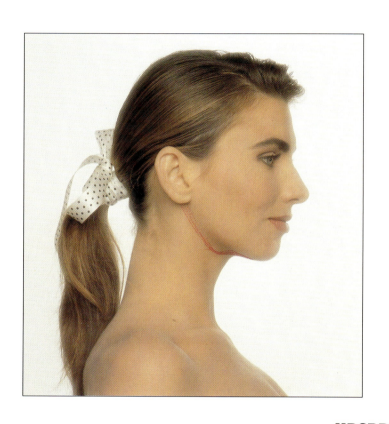
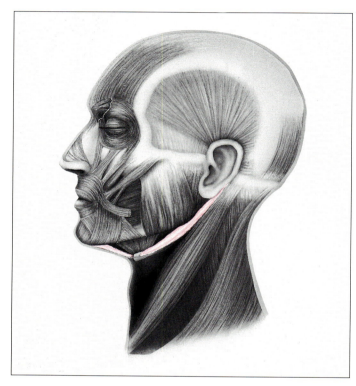

URSPRUNG
Vorderer Teil: Innenseite des Unterkiefers
Hinterer Teil: Am Warzenfortsatz hinter dem Ohr

ANSATZ
Am Zungenbein

FUNKTION
Senkt den Kiefer oder hebt das Zungenbein

DIE ÜBUNG
19
WIE SIE EINEM DOPPELKINN VORBEUGEN

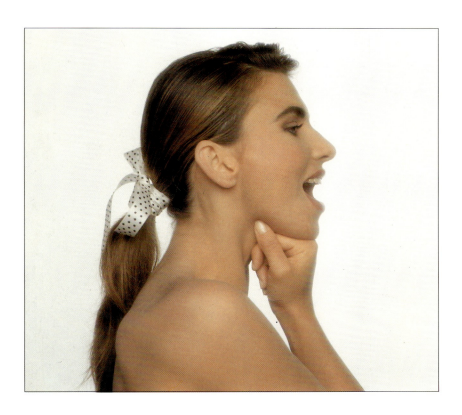

Legen Sie Ihre Daumen oder Ihren Handballen unters Kinn. Nun öffnen Sie den Unterkiefer gegen Widerstand.

DER MUSKEL

20

MUSCULUS MYLOHYOIDEUS

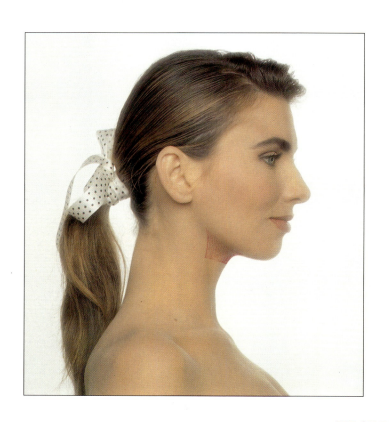
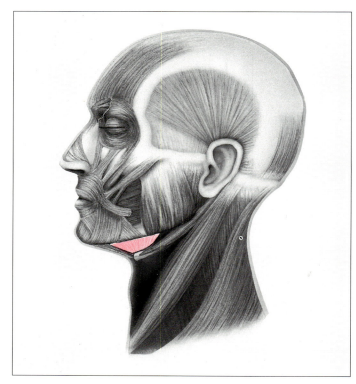

URSPRUNG
An der Innenseite des Unterkiefers

ANSATZ
Am Zungenbeinkörper

FUNKTION
Anhebung der Zunge und des Zungenbeins
und Öffnen des Unterkiefers

DIE ÜBUNG

20

GEGEN DAS DOPPELKINN

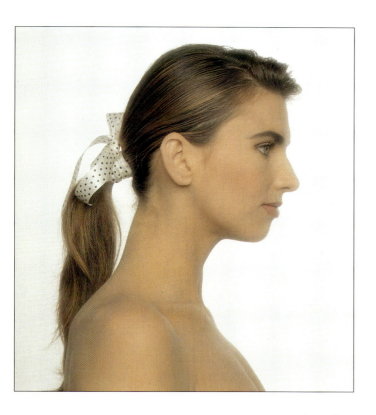
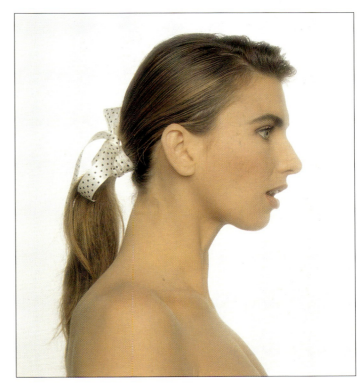

Pressen Sie Ihre Zunge gegen den Gaumen.
Die linke Abbildung ist ohne Muskelbewegung.
Die rechte Abbildung zeigt, wie sich
die Partie unterhalb des Kinns beim Kontrahieren des
Muskels anspannt.

DER MUSKEL
21
MUSCULUS MYLOHYOIDEUS

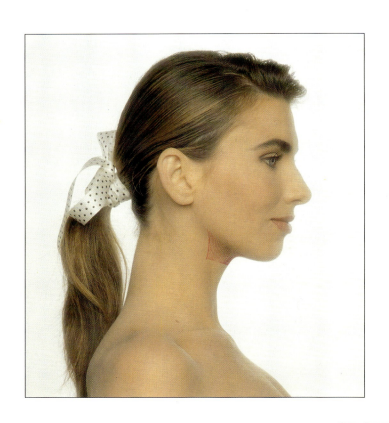
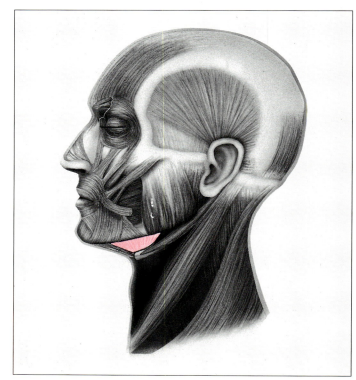

URSPRUNG
An der Innenseite des Unterkiefers

ANSATZ
Am Zungenbeinkörper

FUNKTION
Anhebung der Zunge und des Zungenbeins
und Öffnen des Unterkiefers

DIE ÜBUNG
21

WIE SIE EINEM DOPPELKINN VORBEUGEN

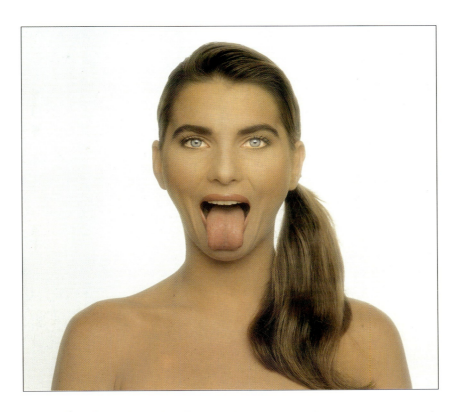

Strecken Sie die Zunge heraus, und zwar nach unten zeigend und so weit Sie können.